LAVAGE DE L'ESTOMAC

PAR LES

EAUX MINÉRALES DE VALS

PAR

Le Dr LAFOSSE

MÉDECIN INSPECTEUR, ANCIEN ÉLÈVE DES HÔPITAUX DE PARIS
MEMBRE DE LA SOCIÉTÉ FRANÇAISE D'HYGIÈNE DE PARIS
MEMBRE CORRESPONDANT DE LA SOCIÉTÉ MÉDICO-PRATIQUE DE PARIS
LAURÉAT DE L'ACADÉMIE DE MÉDECINE

Mémoire présenté à l'Académie de Médecine en 1885

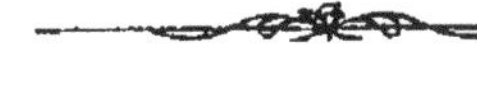

PARIS

DELAHAYE ET ÉMILE LECROSNIER, ÉDITEURS
PLACE DE L'ÉCOLE-DE-MÉDECINE

LAVAGE DE L'ESTOMAC

PAR LES

EAUX MINÉRALES DE VALS

LAVAGE DE L'ESTOMAC

PAR LES

EAUX MINÉRALES DE VALS

PAR

Le Dr LAFOSSE

MÉDECIN INSPECTEUR, ANCIEN ÉLÈVE DES HOPITAUX DE PARIS
MEMBRE DE LA SOCIÉTÉ FRANÇAISE D'HYGIÈNE DE PARIS
MEMBRE CORRESPONDANT DE LA SOCIÉTÉ MÉDICO-PRATIQUE DE PARIS
LAURÉAT DE L'ACADÉMIE DE MÉDECINE

Mémoire présenté à l'Académie de Médecine en 1885

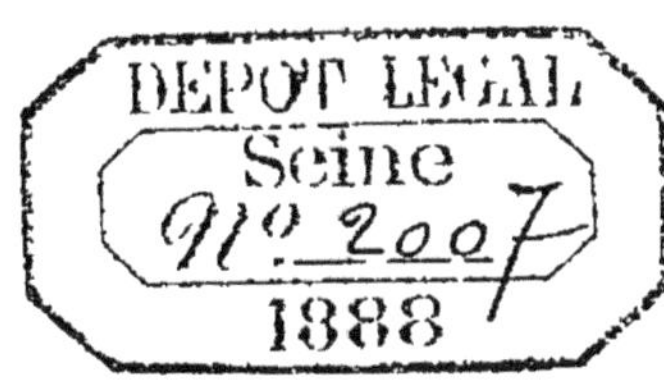

PARIS

ADRIEN DELAHAYE ET ÉMILE LECROSNIER, ÉDITEURS

PLACE DE L'ECOLE-DE-MÉDECINE

LAVAGE DE L'ESTOMAC

PAR LES

EAUX MINÉRALES DE VALS

Je me propose dans ce Mémoire de faire connaître les résultats que j'ai obtenus par le *lavage* de l'estomac avec les eaux naturelles de Vals dans quelques affections de ce viscère.

Pour pratiquer ce lavage, je me suis servi de la sonde à double courant du Dr Audhoui, formée de deux tubes de caoutchouc de calibre inégal, l'un grand, l'autre petit, joints ensemble dans la partie qui pénètre dans l'estomac, isolés dans la partie qui reste au dehors.

Cette sonde représente un Y par cette disposition. La longueur de la sonde est de 1^m 40 ; la partie sondée mesure 0^m 60.

Le petit tube, dans la partie stomacale, ne va pas jusqu'au bout de la sonde, et vient s'ouvrir latéralement à environ 10 ou 12 centimètres de cette extrémité.

Le gros tube, dont le diamètre est, à peu de chose près, double de celui du petit tube, présente dans l'estomac trois ouvertures, deux latérales, et celle des extrémités. Ce tube est mou et flexible.

Pour faire jouer cet appareil, et opérer le lavage, on introduit le siphon dans l'estomac, et on fixe sur le petit tube un entonnoir en verre que l'on remplit de liquide. L'entonnoir en verre a l'avantage d'être plus propre et de permettre de voir le moment où le liquide va disparaître à sa partie inférieure. C'est alors que l'on remplit de nouveau, en ayant soin de placer, entre les jambes du malade, le seau qui doit recevoir par la grosse branche les liquides et les matières contenus dans l'estomac.

Pour obtenir une pression suffisante et accélérer l'introduction dans l'estomac d'une plus grande masse d'eau, j'élève perpendiculairement l'entonnoir introduit dans le petit tube. Une personne montée sur un tabouret le maintient dans cette position pendant tout le temps que dure l'opération.

Pour en rendre l'exécution plus facile, on place le malade sur une chaise basse.

Pendant l'introduction du tube, il se produit plusieurs phénomènes, et un surtout est extrêmement pénible, c'est la dyspnée. Le malade est là, la figure rouge, les yeux injectés, disant qu'il ne peut respirer et qu'il étouffe.

J'ai, le *premier*, je crois, employé les badigeonnages à la cocaïne pour supprimer cette dyspnée et les phénomènes réflexes, ainsi que le constate une lettre que j'écrivais à M. Dujardin-Beaumetz en date du 23 juillet 1885, et insérée dans le n° du 15 août dans le *Bulletin général de Thérapeutique*.

Pour faciliter la descente du tube dans l'estomac, je le trempe dans du lait, et après, dans la solution de cocaïne pour anesthésier encore les parties parcourues ; en même temps, je fais respirer largement le malade.

Après la dyspnée, vous observez les nausées et les vomissements qui se manifestent à deux moments : lorsque le tube franchit le pharynx, et lorsqu'il arrive dans l'estomac.

Aujourd'hui la solution de cocaïne les a presque supprimés. Depuis que j'emploie la solution de cocaïne, le lavage s'opère avec la plus grande facilité. Je n'ai rencontré de difficulté qu'une seule fois, chez une hystérique ; encore en laissant en place, pendant dix minutes environ, le siphon avant de franchir le pharynx, j'ai fini par vaincre les spasmes qu'elle éprouvait.

Je n'ai jamais rencontré d'ulcérations, ni à l'épiglotte ni au larynx, mais je crois que la solution de cocaïne rendrait ici encore de grands services si j'en juge, en analogie, par les résultats anesthésiques que j'ai obtenus dans les ulcères variqueux.

L'eau dont je me sers pour le lavage est l'eau de la Source Précieuse qui contient près de 6 gr. de bicarbonate de soude et un gramme et plus de chlorure de sodium. L'eau de cette source est un modificateur puissant de la muqueuse stomacale ; on opère avec elle un véritable pansement ; elle dissout les mucus et stimule les glandes pepsiques.

La quantité que j'emploie varie suivant que l'estomac est plus ou moins dilaté, suivant la plus ou moins grande quantité de mucus adhérent.

En général, j'introduis de 4 à 20 litres de liquide, et je ne cesse que lorsque l'eau est limpide et analogue à celle qui y est entrée au début de l'opération.

Le liquide sort généralement de l'estomac sans difficulté ; cependant il arrive quelquefois que ce liquide cesse tout à coup de couler. La cause en est à des débris alimentaires qui bouchent les yeux du siphon Pour les chasser et les amener au dehors, deux moyens sont employés : ou amorcer l'appareil par une grande quantité d'eau, ou faire tousser le malade.

Quelquefois cependant l'estomac est tellement dilaté que ce viscère ne peut se vider entièrement : le résulta tient à plusieurs causes, d'abord de ce que la sonde, enfoncée trop profondément, se recourbe en haut, et que les yeux du siphon ne sont plus en contact avec le liquide ; et puis, du défaut de contractibilité des couches musculaires de l'estomac. On remédie au premier cas en retirant ou en avançant le tube dans la bouche du malade ; dans le second, en lui prescrivant de tousser avec efforts, et au besoin en comprimant les muscles de l'abdomen.

L'opération dure de 10 à 30 minutes. Ordinairement, après chaque lavage, et avant de retirer la sonde, j'introduis dans l'estomac un demi-litre de lait pour panser la muqueuse et enlever toute cause d'irritation.

Si, dans quelques cas de cancer ou d'ulcérations, je veux pratiquer l'alimentation artificielle, je mélange au lait, après chaque lavage, des poudres de viande.

Je pratique toujours le lavage à jeun, vers 9 ou 10 heures du matin, ordinairement une heure après que le malade a pris aux sources quelques verrées d'eau minérale, et une heure et demie avant son déjeuner.

La température de l'eau de la source Précieuse est de 15°.

Tel est le manuel opératoire que j'emploie à Vals pour le lavage de l'estomac.

Voici maintenant quelques observations qui indiqueront dans quel cas j'ai pratiqué ce lavage.

PREMIÈRE OBSERVATION

Gastrite chronique

Un marchand de vins de Narbonne m'est adressé.

Il a l'habitude, par métier et comme dégustateur, de boire des vins et des alcools ; c'est obligatoire pour lui.

Son affection date de deux ans ; elle a commencé par une sensation de chaleur et de pesanteur à la région de l'estomac. Ces symptômes, malgré des purgatifs et des poudres médicamenteuses, n'ont fait qu'augmenter. Le malade éprouvait, à certains moments de la journée et de la nuit surtout, une sensation de brûlure le long de l'œsophage et vers l'entrée de l'estomac. Quelquefois, la douleur s'irradiait entre les deux épaules. C'est alors qu'il lui était impossible de boire ni vins ni alcools. Survinrent ensuite des vomissements d'aliments d'abord, puis de matières glaireuses. Les vomissements glaireux se répétaient plusieurs fois par jour, et surtout le matin ; le malade avait, disait-il, sa pituite.

Voici l'état actuel du malade : 47 ans, constitution forte, tempérament sanguin ; douleurs au creux épigastrique augmentées par la pression ; gonflement de l'estomac après les repis ; vomissements tous les matins, et quelquefois dans la journée, d'un liquide blanc visqueux dans lequel se trouve souvent mélangée une certaine quantité de bile.

Appétit nul, bouche amère, langue sale et couverte d'enduits jaunâtres. Douleurs s'irradiant de l'estomac dans le dos.

J'ordonne à ce malade un traitement hygiénique, 4 verrées d'eau de la source Saint-Jean par jour, 2 le matin et autant le soir, à prendre par demi verrée de demi-heure en demi-heure — bain alcalin tous les soirs, de trois quarts d'heure de durée, à une température élevée pour amener une sudation, et diminuer ainsi l'acidité du suc gastrique.

Ne voulant pas priver complètement le malade de boissons alcooliques, je lui ordonne du vieux Bordeaux aux repas mélangé à de l'eau de Vals.

Ces repas consistent en potages concentrés, et surtout en lait, car le lait dans cette affection est vraiment héroïque. En même temps, je soumets le malade au lavage de l'estomac, qui a lieu le lendemain 20.

J'ai opéré ce lavage 15 jours de suite avec l'eau de la source Précieuse. Badigeonnage du pharynx avec la solution de cocaïne (2 p 0/0), tremper l'extrémité

stomacale dans la même solution, le lavage s'effectue
sans présenter ni spasmes, ni douleurs, ni vomissements ; à peine quelques nausées. L'estomac bien lavé
a nécessité 12 litres d'eau minérale. J'ai introduit dans
l'estomac, à la fin de l'opération, 1/2 litre de lait
pour penser la muqueuse et enlever toute cause d'irritation.

L'opération sitôt terminée, le malade sent un bien-
être qu'il n'avait connu depuis longtemps ; plus de
sensation de chaleur au creux épigastrique, qui est
remplacée par une sensation de fraîcheur, laquelle
porte le malade à manger. — Même traitement et
surtout régime alimentaire sévère.

Le lendemain, 21 juin, nouveau lavage : mêmes
précautions que la veille, 10 litres d'eau de la source
Précieuse.

Presque pas de résidus de digestion et beaucoup
de mucus. — Introduction dans l'estomac d'un 1/2
litre de lait à la fin de l'opération.

Le malade est encore très soulagé après ce lavage.
Le 25, après six lavages consécutifs, je fais prendre
au malade la noix d'une côtelette de mouton, et je di-
minue la quantité de lait. Deux heures après le repas,
le malade a éprouvé un peu de pesanteur au creux
épigastrique, mais la viande a passé, et il n'y a pas
eu de vomissements.

Le 26, lavage encore, toujours le matin à jeun : côtelette de mouton, consommé et bifteck — semoule
le soir — lait coupé d'eau de Vals la nuit, car le malade a l'habitude de boire une ou deux fois de minuit
à 3 heures du matin.

Le 27, après le lavage, très peu de mucus, et pas de résidus de la digestion.

Le 28, toujours lavage ; mieux très sensible.

Je fais encore des lavages journaliers jusqu'au 5 juillet, époque à laquelle je les cesse totalement. — régime alimentaire moins sévère, mais pas de vin et pas d'alcools. Le malade va aussi bien que possible, et à son départ, le 12 juillet, il se considérait comme guéri.

2° OBSERVATION

Dyspepsie putride avec dilatation de l'estomac

Une dame, 35 ans, rentière, vient à Vals pour se guérir, dit-elle, de digestions mauvaises. Depuis trois ans, elle éprouve dans la région épigastrique, la sen sation d'une barre qui empêche ses repas *de passer*. Deux heures après l'ingestion des aliments, elle ressent des coliques vives, et, en même temps, son estomac se gonfle au point qu'elle est obligée d'ôter son corset. La respiration, chez elle, est gênée. C'est alors qu'elle a une haleine mauvaise, des éructations fétides, simulant, de point en point, la dyspepsie sulfureuse de Bouchardat. Quelquefois, elle éprouve des crampes d'estomac très douloureurses qui amènent, chez elle, des vomissements.

Cette gêne dans les digestions vient-elle de ce que le suc gastrique n'est pas ou mal secrété, ou bien de la fermentation des aliments ingérés dans son estomac dilaté ?

De ces deux causes sans doute.

Ou bien encore, tient-elle à la production de ces alcaloïdes toxiques (ptomaïnes de Gauthier) non éliminés par les divers émonctoires de l'économie ?

Mes connaissances en chimie ne m'ont pas permis d'étuaier cette question, mon rôle se bornant à la thérapeutique de cette affection. Je me suis borné à constater que les symptômes, éprouvés par cette malade, dependaient d'une mauvaise digestion, les aliments jouant chez elle, non peptonisés, le rôle de corps étrangers.

La gêne de la respiration tenait au développement de gaz putrides dans l'estomac et au refoulement du diaphragme ; et les coliques étaient le résultat d'une non digestion des aliments à leur passage dans l'intestin.

Je n'ai pu employer, ne l'ayant pas à ma disposition, ni l'explorateur gastrique de Galande, ni la tropæoline des Allemands, ni l'Orangé de la maison Poirier, pour constater l'acidité du suc gastrique.

Je me suis borné à étudier les résidus du lavage de l'estomac par les papiers réactifs. Ces papiers m'ont démontré que ces résidus étaient peu acides.

Pour combattre les symptômes éprouvés par cette malade et chercher à rendre plus acide le suc gastrique, je lui ordonne chaque jour un bain de vapeurs pour amener chez elle une sudation exagérée, une cuillerée à café de poudre de viande dans du lait 5 à 6 fois dans la journée, suivant la méthode de Brown-Séquard, du bon vin au repas, un peu de liqueur (Chartreuse) à la fin du déjeuner et du dîner — 4 verrées par jour d'eau de la source Pauline (eau de table), même eau aux repas, mélangée au vin.

Après 8 jours de traitement, je remplace les bains de vapeurs par l'hydrothérapie, plus, de l'exercice en plein air, et le lavage de l'estomac avec l'eau de la source Précieuse.

L'eau de la source Pauline, par la grande quantité d'acide carbonique qu'elle contient et par sa faible minéralisation alcaline, a exercé chez cette malade une stimulation très favorable sur la sécrétion du suc gastrique. En même temps, je lui faisais prendre, après chaque repas, un verre à liqueur de la mixture que j'emploie d'ordinaire.

Cette mixture est composée de 150 grammes d'eau sulfo-carbonée, 150 grammes d'eau chloroformée et d'une cuillérée à bouche d'une solution de chlorhydrate de cocaïne a 2 p. 100 par verre à liqueur.

Le lavage de l'estomac a produit chez cette malade des effets merveilleux.

Après six lavages et les médications précédentes, cette malade n'éprouvait plus aucun symptôme douloureux ; les digestions se faisaient bien ; elle n'avait plus ni coliques ni vomissements, plus de gêne de la respiration, plus de dilatation stomacale et surtout plus d'haleine fétide.

Bref, elle a quitté la station complètement guérie après un mois de séjour à Vals.

3° OBSERVATION.

Atonie stomacale et dilatation de l'estomac.

Un malade de Marseille, 56 ans, est souffrant depuis 5 ans. Il a commencé par perdre l'appétit ; puis sont survenues des douleurs d'estomac, des crampes et des vomissements de liquide. Tous les 15 jours, ces symptômes disparaissaient pour se reproduire ensuite. Mais bientôt, ils reviennent tous les huit jours, et enfin les vomissements ont lieu chaque jour. Chaque jour, le malade vomit plusieurs litres de liquide. Les vomissements augmentant, le Dr Mistral, de Marseille, se décide à l'envoyer à Vals.

Je reconnais chez lui une atonie de la couche musculaire de l'estomac, avec dilatation de cet organe. En effet, après chaque repas, il éprouve une sensation douloureuse que soulage la pression, puis de la lourdeur au creux épigastrique, enfin vient un ballonnement qui force le malade à déboutonner son pantalon pour dégager l'abdomen. En même temps, il est pris d'une espèce de torpeur générale qui résulte de ce que ses digestions ne s'effectuent pas.

Deux heures environ après les repas, arrivent des éructations nombreuses, puis les vomissements liquides. Le malade ne ressent aucune aigreur en vomissant, et les papiers réactifs y récèlent à peine un peu d'acidité.

Si l'on examine l'estomac, on constate par la vue une dilatation notable se dessinant sous les parois abdominales (cet homme est maigre); par la percussion, on trouve une sonorité exagérée dans tout l'hypocondre gauche, résultant de la distension du grand cul-de-sac de l'estomac. Ce tympanisme, cause en grande partie des douleurs éprouvées par le tiraillement de l'estomac, refoule le diaphragme par en haut, ce qui explique la gêne respiratoire que le malade ressent fréquemment.

J'ai trouvé chez ce malade le clapotement stomacal de Chomel, en secouant brusquement son ventre.

Je n'ai pas constaté chez lui le tintement métallique signalé par M. Dujardin-Beaumetz, tintement résultant des battements du cœur, qui pourrait faire croire a un pneumothorax. Mais, par contre, j'ai constaté chez ce malade, en même temps que le clapotement, les bruits de gargouillements du colon transverse. Il était bien facile de ne pas confondre ces deux bruits; le timbre d'abord qui n'était pas le même dans le clapotement que dans le gargouillement; puis la direction des bruits.

Celui du clapotement se perçoit dans l'estomac, tandis que celui du gargouillement se prolongeait dans le colon descendant. En effet, si je faisais pencher le malade du côté gauche, et si j'exerçais une forte pression de droite à gauche le long du trajet du colon transverse, je percevais très bien à la main et à l'oreille le bruit des gargouillements, bruit qui glissait dans l'hypocondre gauche et le colon descendant.

Combattre l'atonie et la dilatation, telle est l'indication thérapeutique, sans compter les soins hygiéniques applicables à ces deux affections.

Pour exciter les contractions de la fibre musculaire de l'estomac, je fais prendre deux à trois gouttes de Beaumé après les repas du matin et du soir ; j'ordonne tous les jours une douche d'eau froide en jet brisé, de 45 secondes de durée, sur la région stomacale ; cette douche est suivie d'un massage méthodique. Je fais prendre 1 verre 1/2 matin et soir par 1/4 de verre à la fois, d'eau de la source Pauline, qui, renfermant beaucoup d'acide carbonique, excite les contractions de l'estomac. Enfin, je procède chaque jour au lavage avec l'eau de la source Précieuse.

Pour imprégner les aliments par le suc gastrique, je fais bien mastiquer les aliments, dont j'exclus les graisses et les féculents. — Longues courses après les repas et au grand air.

J'ai pratiqué chez ce malade 20 lavages, du 10 juillet au 10 août.

La quantité d'eau nécessaire à ces lavages a varié de 18 litres au début, à 6 et 4 litres à la fin.

J'ai dû, dans les premiers lavages, employer beaucoup de liquide, parce que l'estomac était tapissé de matières adhérentes et comme engluées.

Le malade, après chaque lavage, éprouvait au creux épigastrique et dans tout le corps un rafraichissement très agréable, et l'appétit se faisait sentir.

Nous n'avons observé, dans cet intervalle, que deux vomissements, dûs à ce que ce malade n'avait pas obéi aux prescriptions alimentaires que nous lui avions ordonnées.

En quittant Vals, le 16 août, notre malade allait aussi bien que possible ; ses digestions se faisaient comme avant d'être souffrant ; il n'avait plus ni lourdeur au creux épigastrique, ni vomissements ; le poids de son corps avait augmenté de 3 kilogrammes.

Ce mieux s'est maintenu pendant six mois ; depuis, ie n'ai eu de lui aucune nouvelle.

4ᵉ Observation.

Vomissements.

Une malade m'est adressée le 2 août avec cette note : « dyspepsie et vomissements opiniâtres. »

Cette dame a 28 ans, elle est très nerveuse, et elle a eu, étant jeune, quelques attaques et quelques crises que, d'après ce que nous raconte cette malade, je porte au compte de l'hystérie. Mariée, elle n'a pas eu d'enfants.

Elle souffre, depuis trois mois, dans toute la région de l'estomac ; appétit nul, nausées tout de suite après les repas, puis vomissements régulièrement trois heures environ après ces mêmes repas.

Je reconnus aussitôt chez cette dame les symptômes de l'hystérie gastrique de Huchard.

Je cherche à combattre chez cette malade, et la dyspepsie et les symptômes nerveux.

Contre la première, j'ordonne une eau alcaline

moyenne, la source Sophie, à la dose de 4 verrées par jour, 2 le matin et autant le soir, à prendre par 1/2 verre de 1/2 heure en 1/2 heure.

Puis, après chaque repas, six gouttes de teinture d'iode dans de l'eau sucrée, moyen recommandé par Lasègue.

Contre les symptômes nerveux, je prescris des douches tempérées, en jet brisé, de courte durée ; de l'eau de la source Dominique aux repas, mélangée à du vin vieux ; enfin 1 gr. de bromure pour se coucher.

Pour les douches, je fais diminuer progressivement la température de l'eau.

Après huit jours de ce traitement, c'est à peine si je remarque un peu d'amélioration.

Je propose alors à cette malade le lavage de l'estomac, suivi de gavage.

Le 10 août, à 9 h. du matin, le lavage est fait pour la première fois avec la sonde à double courant ; je me sers, comme je le fais d'habitude, de l'eau de la source Précieuse.

Malgré le badigeonnage du pharynx avec la solution de cocaïne, malgré le siphon trempé dans la même solution, avant de le porter à la bouche, l'introduction du tube est assez difficile : pendant dix minutes environ, je ne puis franchir le passage derrière le larynx ; à chaque tentative, il se produit spasmes, nausées et envies de vomir.

Néanmoins je parviens à faire entrer le siphon dans l'estomac, qui était presque vide : j'en retire quelques débris alimentaires et du mucus. Cinq litres de la source Précieuse ont suffi pour opérer ce lavage.

Sitôt ce lavage opéré, et avant de retirer le siphon, j'introduis dans l'estomac un litre de lait additionné de trois cuillerées de poudre de viande.

Pas de vomissements dans la journée. — Bouillon seulement aux repas du soir. — Nuit moins agitée.

Le 11, nouveau lavage de l'estomac : introduction facile cette fois du tube. J'attribue cette facilité à ce que j'ai, avant l'introduction, fortement porté la tête de la malade en arrière. Six litres d'eau sont nécessaires pour achever ce lavage. Nouveau gavage de lait et de poudre de viande.

Pas de vomissements.

Le 12, je ne fais pas de lavage, mais la malade ressent, 2 ou 3 heures après le repas du matin, des douleurs violentes au creux de l'estomac. — Nuit mauvaise.

Le 13, lavage et gavage. — Journée bonne, nuit bonne et pas d'envies de vomir ; très peu de douleurs à l'estomac.

Le 14, toujours lavage et gavage. — Mêmes résultats que la veille.

Le 15, 16, 17, 18, lavages et gavages. — Mieux très sensible, plus de vomissements.

Je cesse à cette date lavage et gavage, et je recommande bien à la malade de ne faire aucun écart de régime.

Le 20, elle éprouve encore quelques petites douleurs à la région épigastrique ; des pulvérisations d'éther, avec l'appareil de Richardson au niveau de l'estomac pendant cinq minutes, les font disparaître.

Le 22, petites douleurs encore. — Nouvelles pulvérisations qui soulagent la malade.

Plus rien d'anormal jusqu'au 28 août, époque où cette malade quitte la station se croyant complètement guérie.

Nouvelles après trois mois. — Les vomissements n'avaient pas reparu.

5ᵉ Observation.

Vomissements.

Un commis-voyageur d'Avignon vient à Vals pour se guérir de vomissements qui se répètent presque chaque jour depuis bientôt un an.

Ce jeune homme, très actif, est forcé par métier de boire un peu trop, et de n'avoir pas de repas réguliers. Il abuse aussi un peu de charcuterie et de féculents.

Depuis plusieurs mois, ce malade éprouve, après chaque repas, une sensation de pesanteur à l'estomac, des nausées, puis des vomissements. Ces vomissements surviennent une demi-heure environ après chaque repas par une série de régurgitations d'une durée variable, de 10 minutes à demi-heure.

Les vomissements se composent d'eau et d'aliments. Le repas du soir, moins abondant d'ordinaire que celui du matin, n'était pas vomi, mais il laissait à sa suite des douleurs très vives, caractérisées par des crampes qui, partant du creux épigastrique, s'irradiaient à gauche et gagnaient la colonne vertébrale.

Je le soumis immédiatement au lavage que j'ai continué chez lui tous les matins pendant dix jours consécutifs.

Après cette époque, les vomissements ne se reproduisirent plus.

Je lui faisais suivre en même temps un traitement hydrominéral, bains, douches froides, et eau sodique faible (6 verres par jour), et je lui prescrivais un régime sévère.

6ᵉ OBSERVATION.

Gastrite chronique avec dilatation de l'estomac.

Le 25 juillet, M. le Dʳ Courbis, de Valence, m'adresse M. G..., 37 ans, dont les digestions sont troublées, et qui, depuis quelques mois, dépérit à vue d'œil.

M. G... est malade depuis un an. Au début, à la suite de quelques excès alcooliques, brûlure dans la région stomacale, brûlure le long de l'œsophage, puis, à la suite des repas, régurgitations de liquide.

Après quelques semaines, vomissements d'aliments et de mucosités. A la suite d'un traitement uniquement lacté, le malade s'est trouvé soulagé ; mais depuis quelques mois, les digestions sont douloureuses ; le malade, après chaque repas, éprouve un malaise épigastrique, des angoisses, des crampes avec éructations inodores.

Tous les deux ou trois jours surviennent des vomissements de matières bilieuses mélangées de détritus alimentaires.

Le malade se plaint de faiblesse ; il n'a plus de force dans les jambes, et le facies exprime une souffrance générale.

L'estomac est peu sensible, mais, par contre, il est dilaté jusqu'à l'ombilic.

En appliquant les thermomètres de Peter, l'un sur la région de l'estomac, l'autre en dehors de cette région, le thermomètre stomacal monte de quelques millimètres, ce qui indique encore de l'inflammation dans cette région. Grâce à cette comparaison thermométrique, j'ai pu presque, je crois, dans tous les cas, chose souvent difficile, établir un diagnostic précis entre les dispepsies inflammatoires et les affections nerveuses de l'estomac.

En fait de traitement, en dehors d'un régime sévère, d'une mastication parfaite, de bains alcalins prolongés, de douches froides à jet brisé sur la région épigastrique, suivies d'un doux massage ; d'eau, dans la journée et aux repas, de la source Saint-Jean, je propose le lavage de l'estomac qui est accepté par le malade et remis au lendemain matin.

Précautions prises avec la solution de cocaïne, le sondage se fait avec la plus grande facilité. Il a fallu

7 litres d'eau de la source Précieuse pour opérer le lavage, qui a ramené de l'estomac beaucoup de détritus alimentaires et beaucoup de mucus filant. — Injection de lait dans l'estomac avant de retirer le siphon. Immédiatement le lavage opéré, le malade a ressenti un bien-être inexprimable qui retentit, dit-il, dans tout son corps; il éprouve une sensation de fraîcheur au creux de l'estomac; le besoin de manger se fait sentir.

Nouveau lavage le lendemain qui a produit le même résultat que le précédent.

Après huit lavages consécutifs, le malade, se croyant presque guéri, a voulu les suspendre.

C'est alors que les désordres de la digestion se sont manifestés de nouveau.

Le 6 août, reprise des lavages que je ne cesse que le 18. A cette époque, le malade remarque un accroissement considérable de l'appétit et des forces ; ses digestions se font bien, et le 22 il quitte Vals dans un état très satisfaisant.

Depuis, j'ai reçu de ses nouvelles; le mieux s'est maintenu, Mais M. G... éprouve encore, de temps à autre, quelques troubles du côté de l'estomac.

7° Observation

Ulcère de l'estomac

M. A..., 55 ans, m'est adressé le 12 août par M. le
Dr Dugat, d'Orange. M. A... est malade depuis 8 mois.
Son affection a débuté par des troubles de la digestion
qui est devenue lente et laborieuse. Il épiouvait par-
fois des douleurs très vives; puis sont survenus des
vomissements, et l'inanition est apparente avec l'amai-
grissement.

Les vomissements s'accompagnent très souvent de
crises douloureuses, La douleur se manifestait de l'ap-
pendice xiphoïde entre les épaules en suivant une direction d'avant en arrière, et, pour ainsi dire, perpen-
diculaire à la colonne vertébrale.

Cette douleur n'a fait qu'augmenter chaque jour
d'intensité. Actuellement, ce malade a de la gastral-
gie, des nausées, des vomissements douloureux. L'estomac est sensible et dilaté. Il n'a pas eu de vomissements de sang.

Mis au lait, M. A... n'a pu continuer ce traitement
que quelques jours.

Je soumets M. A... a un traitement hydrominéral en
commençant par de petites doses à la fois, et je re-
prends le régime lacté exclusivement. Le lait passe
grâce sans doute à ces petites doses et aussi à la faible
minéralisation de l'eau de Vals (source Marie).

Trois jours après, j'entreprends le lavage de l'estomac. Après chaque lavage, j'introduis un demi litre de lait dans l'estomac.

Huit jours se passent ainsi ; c'est alors que je mélange au lait des poudres de viande. J'augmente tous les jours la quantité de ces poudres.

Je remplace bientôt le lait par des bouillons gras auxquels j'incorpore des poudres alimentaires. Enfin, je commence par faire prendre à ce malade, voyant qu'un mieux sensible s'était operé chez lui, la noix d'une côtelette de mouton bien hachée. Tout a bien passé, presque sans douleurs.

Le lendemain, 26 août, même traitement, bouillon et une seule côtelette de mouton.

Le 28, bouillon et deux côtelettes.

Le 31, bouillon et trois côtelettes.

Le 5 septembre, bouillon et quatre côtelettes, deux au repas du matin et deux à celui du soir.

Le malade reprend ses forces et son corps gagne en poids.

J'ai pratiqué chez M. A... 20 lavages ; l'eau nécessaire pour les opérer a varié de 10 à 6 litres.

Enfin, le 28 septembre, il repart pour Orange ne vomissant plus et très content de la saison qu'il vient de passer à Vals.

J'ai reçu des nouvelles de ce malade six mois après sa cure hydrominérale ; les vomissements ne s'étaient pas reproduits. Il surveillait son régime, prenait de temps en temps du lait, et si par hasard il s'écartait un peu de sa ligne de conduite alimentaire, il ressentait presqu'aussitôt quelques points douloureux au creux épigastrique.

8ᵉ Observation

Ulcère de l'estomac

M. le Dʳ Barralis, du Grand-Serre (Isère), m'adresse
le 16 juin un malade de la campagne qui, depuis six
mois, vomit après chaque repas tous les aliments qu'il
a pris. Cet homme est cultivateur et jouit en appa-
rence d'une santé parfaite.

Je l'interroge et l'examine attentivement : il me
raconte qu'il y a environ six mois, à la suite d'un
orage qui l'a trempé jusqu'aux os (ce sont ses expres-
sions), il est rentré chez lui le soir, a changé de vête-
ments et s'est mis à table comme à l'ordinaire. Il a
mangé comme d'habitude. Mais au milieu de la nuit,
il a ressenti un malaise général, des angoisses, des
nausées, puis sont survenus des vomissements aigres
d'aliments avec beaucoup de sang. Ces vomissements se
sont renouvelés presque chaque jour, toujours mélangés de sang, mais en moins grande quantité.

L'estomac est peu sensible, n'est pas dilaté et me
paraît complètement vide.

Les vomissements, que j'avais fait garder de la
veille, sont des vomissements alimentaires qui flottent
au milieu d'un liquide sanguinolent.

L'hématémèse me semble peu abondante.

En présence de ces deux opinions qui veulent, les

uns qu'on opère le lavage dès le début, les autres qui préfèrent l'expectation pour effectuer le lavage plus tard, je me résous pour la première, vu qu'ici il n'existe pas de douleurs bien vives, et que l'hématémèse n'est pas considérable. Dans le cas ou l'hématémèse serait assez abondante, je me garderais bien d'intervenir par le lavage de crainte d'exciter les contractions de l'estomac et favoriser l'hémorrhagie. Dans un cas de ce genre, la glace, le perchlorure de fer et les injections d'ergotine, en ont eu raison après deux jours de traitement.

Je n'emploie à ce premier lavage que deux litres de liquide. Ce liquide revient un peu sanguinolent avec quelques détritus alimentaires ; mais pas de vomissement ne lui succède. Avant de retirer le siphon, je laisse dans l'estomac 1/4 de litre de lait.

Je mets le malade au régime lacté et à la cure hydrominérale.

Pas de vomissement dans la journée, ni dans la nuit.

Le lendemain, nouveau lavage fait avec précaution, et encore avec deux litres d'eau. Cette eau cette fois n'est plus colorée par le sang. — 1/2 litre de lait dans l'estomac avant de retirer le siphon, et même régime.

Les vomissements ne se sont pas reproduits, et le malade a passé une bonne nuit.

Cinq jours après, je recommence, et mélange au lait des poudres alimentaires en petite quantité.

J'augmente ces poudres le lendemain et les jours suivants.

Ne voulant pas activer trop rapidement les fonctions

de l'estomac, je commence pendant quelques jours à faire prendre, après les poudres de viande, un œuf peu cuit, qui n'a pas été rendu par le vomissement.

Encouragé par cette tolérance de l'estomac, j'essaie après 12 lavages, de la viande bien hâchée et en petite quantité. Voyant qu'elle n'a procuré aucun symptôme fâcheux, j'en augmente la quantité, agissant toujours avec la plus grande prudence.

Je continue toujours les lavages qui procurent à ce malade le plus grand bien être.

Après en avoir subi 22, il retourne dans sa campagne se croyant complètement guéri.

9ᵉ Observation.

Ulcère gastrique.

Le 4 juillet, un malade vient dans mon cabinet pour que je le dirige dans le traitement qu'il se propose de suivre à Vals.

Il est âgé de 52 ans, propriétaire, ayant toujours joui d'une bonne santé excepté depuis 18 mois.

Il éprouve une douleur mal définie, souvent avec crises aiguës après les repas, et dont le siège principal correspond aux environs du pylore.

Il ne peut supporter ni vins ni alcools. Quelquefois il survient des vomissements de matières glaireuses, puis d'aliments mélangés de sang : le sang est coagulé, et

en petite quantité. Il a perdu complètement l'appétit et
éprouve souvent des fringales.

Tous les aliments solides lui font mal, et sa nourriture ne consiste qu'en lait, œufs clairs, et café noir.

En explorant la région épigastrique, je constate une
grande sensibilité, du ballonnement, et un empâtement
induré dont le siège correspond à la grande courbure
de l'estomac.

Depuis un an, il a maigri de 15 kil. — Constipation
opiniâtre. — Je diagnostique une ulcération avec induration des parois stomacales de la grande courbure.

Je lui prescris le traitement suivant : contre la constipation, douches ascendantes rectales; contre les symptômes gastriques, les alcalins à hautes doses, trois litres de la source Précieuse, par jour, d'apres la méthode
de Debove.

Comme régime alimentaire, du lait à doses frac-
tionnées d'abord, puis progressivement en raison de
deux litres, et même plus, par jour. Enfin, chaque
jour aussi, je fais chez lui le lavage de l'estomac avec
l'eau de la source Précieuse, à raison de 10 à 15 litres
par lavage.

Les premiers lavages ont amené du mucus en grande
quantité, des debris épithéliaux, des débris d'aliments
et un peu de sérosité sanguinolente.

Toujours grâce à la cocaïne, avec laquelle je badi-
geonne le pharynx, et humecte l'extrémité stomacale
du siphon, ces lavages s'opèrent avec facilité ; c'est à
peine si les premiers donnent naissance à quelques envies de vomir lorsque le tube franchit derrière le larynx.

A la suite de six lavages, et d'un régime alimentaire approprié, le goût des aliments est revenu chez ce malade.

Je joins au lait des poudres de viande, ayant soin de laisser dans l'estomac, avant de retirer le siphon, de l'eau alcaline forte de la source Précieuse pour neutraliser l'acidité du suc gastrique de l'estomac, et ne faire subir aux aliments que la digestion intestinale d'après la méthode de Debove.

Dans la journée, toujours d'après la même méthode, avec le lait et les poudres de viande, je fais prendre des eaux alcalines fortes (Vivaraise n° 5, sources Précieuse, Magdeleine ou Marquise).

J'augmente insensiblement les poudres alimentaires, puis j'arrive à donner des œufs peu cuits, des viandes hachées, agissant toujours, relativement au régime alimentaire, avec la plus grande prudence.

Après 16 lavages, le malade ne veut plus s'y soumettre voulant, dit-il, voir s'il pourra manger sans le *tuyau..*

Je lui recommande les plus grandes précautions, de ne faire aucun excès dans son régime, d'augmenter progressivement la quantité de viande et de nourriture qu'il doit prendre chaque jour.

Bref. Il part le 30 juillet avec une amélioration réelle, augmentation du poids du corps de 3 kil. 120 gr., mais non guéri, car il éprouve encore après le repas, de la pesanteur au creux épigastrique, et il existe toujours de l'induration à la région stomacale.

Pas de nouvelles de ce malade depuis sa sortie de Vals,

10ᵉ Observation

Cancer de l'estomac

La plupart des cancéreux, qui nous arrivent à Vals, portent déjà leur affection depuis longtemps ; dans ce cas, le diagnostic est ordinairement facile. Mais si le mal est à son début, le diagnostic est souvent difficile à établir.

Tel est le cas suivant :

Mᵐᵉ X..., 38 ans, m'arrive de Marseille en 1882 ; depuis trois mois, elle se plaint de troubles de la digestion ; douleur épigastrique sourde, accès douloureux après les repas avec irradiation douloureuse sur divers points du thorax et vers la colonne vertébrale. Pas de météorisme, vomissements aqueux mêlés de mucus. Perte d'appétit, dégoût absolu pour la viande. La plupart de ces symptômes se retrouvent dans la dyspepsie. Je porte néanmoins le diagnostic de cancer au début, parce que chez cette malade je rencontre l'hérédité (sa mère est morte à 40 ans d'un cancer de l'estomac), puis des signes de cette affection : perte de l'appétit, vomissements de liquide, météorisme et répugnance absolue pour la viande.

Je soumets cette malade à la cure hydrominérale, grands bains alcalins, eaux alcalines fortes à hautes doses.

Après 25 jours passés à Vals, cette malade part sans amélioration.

En 1883, elle va à Vichy, et n'y trouve encore aucun soulagement.

En 1884, elle revint à Vals.

Cette malade a maigri beaucoup ; elle est très affaiblie. Elle n'a pas eu d'hémorrhagie, ce qui se voit 42 fois sur 100 d'après Brunton ; mais, en revanche, elle a rendu par les selles 3 à 4 fois du sang en petite quantité.

Après les repas, composés de potage et de lait, elle marche péniblement ; elle a de l'oppression, une sorte de poids, de gêne avec douleurs lancinantes. Je cherche vainement de l'intumescence au dessus et aux environs de l'ombilic.

Tous les deux ou trois jours, elle vomit beaucoup d'eau mélangée à des débris alimentaires des jours précédents.

Pas d'œdème aux extrémités inférieures.

Je soumets cette malade au lavage de l'estomac pour panser la muqueuse et débarrasser cet organe des matières qu'il renferme.

Je joins à ce lavage des lavements de peptones pour soutenir et ramener les forces ; je la mets au lait, aux bouillons, et j'exclus chez elle tout aliment solide. Elle prend en même temps des grands bains alcalins, des eaux alcalines fortes (source Constantine) à hautes doses pour neutraliser l'acidité du suc gastrique et favoriser la digestion intestinale.

Malgré 15 lavages successifs, qui amènent toujours chez elle un grand bien-être, et les traitements précé-

dents, cette malade ne ressent guère d'amélioration ;
elle regagne Marseille après un mois de séjour à Vals.

11ᵉ Observation

Cancer de l'estomac.

M. B..., 50 ans, rentier, vient à Vals. Il a été opéré
il y a trois ans d'un cancroïde de la lèvre inférieure,
bien qu'il n'ait jamais fait usage de la pipe ni du tabac.

Il a un cancer au pylore : tumeur au dessus de l'ombilic, estomac dilaté ; œdème des extrémités, couleur
jaune paille caractéristique ; maigreur et affaiblisse-
ment.

Tous les deux jours, il vomit tout ce qu'il prend,
même le lait qui revient caillé.

Je fais chez lui tous les jours le lavage de l'estomac,
après lequel il ressent une sensation de fraîcheur qui
lui procure pendant quelque temps le plus grand
bien-être.

Je le soumets à quelques verres d'eau de Vals par
jour, quelques bains alcalins de courte durée, et comme
nourriture, je ne lui ordonne que des bouillons et du
lait, avec des lavements de peptones.

Pendant trois jours, il n'a pas eu de vomissements ;
le quatrième jour, ils sont revenus malgré les lavages.

Je continue néanmoins les lavages et le même traitement. Cinq jours se passent encore sans vomissements qui se manifestent le sixième jour. Toutefois le malade se sent mieux ; il croit que ses forces reviennent ; son corps a augmenté un peu de poids.

Un vomissement se montre encore avant son départ de Vals qui s'effectue après 20 jours de traitement.

12ᵉ Observation

Cancer de l'estomac.

Homme, 55 ans, négociant, se plaint depuis plus de trois ans de douleurs sourdes au creux de l'estomac. Il y a chez lui des rémissions ; il est quelquefois des mois sans souffrir, mais depuis quelque temps les douleurs sont devenues très vives, après chaque repas. Il n'a jamais vomi, mais il a un peu maigri, et ses forces ont diminué. — Facies bon. Je trouve l'estomac dilaté avec une induration sensible aux environs du pylore.

Pour baser mon diagnostic, à défaut de la méthode Leube, j'emploie la méthode de Rommelaere, de Bruxelles, qui me donne de 18 à 20 gr. d'urée quatre jours de suite. Comme on sait que le chiffre d'urée est en rapport avec celui de la nutrition, ce chiffre de 20 gr. ne m'a pas surpris, puisque chez ce malade les digestions s'effectuaient avec douleurs très vives quelquefois et qu'il n'y avait pas chez lui de vomissements.

Le 20 juin 1883, je le soumets au traitement hydrominéral, sans lavage, avec pointes de feu, avec le cautère Paquelin, sur les points douloureux. Le malade n'éprouve aucun soulagement après huit jours de ce traitement ; au contraire, dit-il, ses douleurs augmentent encore après les repas. Je me résous alors, en présence de ces crises douloureuses, à user des injections de morphine. Le malade s'en trouve très bien ; les douleurs disparaissent, et le malade, après chaque piqûre, se croit guéri.

Je continue deux fois par jour, après les repas, les injections de morphine dont le malade ne peut plus se passer. Le mieux s'accentue tous les jours, et le malade quitte Vals le 12 juillet.

Aucune nouvelle de lui ne m'était parvenue, mais voici qu'il me revient le 28 juin 1884. Son facies est bien changé ; il a une couleur jaunâtre, les chevilles œdématiées ; maigreur, faiblesse générale.

Tumeur très sensible au pylore.

Cette fois, la méthode de Rommelaere, de Bruxelles, ne me donne pendant trois jours de suite que 6 gr. d'urée.

Je fais le lendemain le lavage de l'estomac pour panser la muqueuse et soutenir les forces par l'introduction de lait et poudres de viande à l'aide du siphon.

J'ordonne en même temps des lavements peptonisés et j'institue un traitement hydrominéral d'eaux alcalines fortes à la dose de 18 à 20 gr. par jour.

Dès le quatrième jour, une amélioration se produit. Cette amélioration persiste pendant tout le temps que ce malade reste à Vals. Il sent que ses forces reviennent ; il voit que ses joues semblent plus colorées. Mais l'œdème persiste toujours, ainsi que la tumeur pylorique ; et le corps n'a presque rien gagné en poids.

Le 25 juillet 1884, le malade s'en retourne chez lui, content de sa saison.

Treize mois plus tard, j'apprenais sa mort.

CONCLUSIONS

Des observations qui précèdent et que j'aurais pu multiplier, je crois devoir tirer les conclusions suivantes :

1° La solution de cocaïne à 2 p. 100 dont j'ai le premier, je crois, indiqué l'emploi, supprime, en badigeonnant le pharynx, les spasmes et les phénomènes réflexes.

2° L'eau de la source Précieuse me paraît être à Vals l'eau la plus favorable pour opérer les lavages de l'estomac ; c'est, du reste, ce qui résulte des principes dominants qu'elle renferme :

a) Acide carbonique en grande quantité, qui excite agréablement la muqueuse et les nerfs gastriques, d'où bien-être général et stimulation du suc gastrique et de l'appétit.

b) Chlorure de sodium (1 gr. 08) qui stimule encore la muqueuse de l'estomac, dégage la pepsine des glandes peptiques et ramène l'appétit.

c) Bicarbonate de soude (5 gr. 94). « En effet, dit M. Dujardin-Beaumetz, les eaux alcalines me paraissent être les modificateurs les plus puissants de la muqueuse stomacale, et dans les véritables pansements faits par ces lavages, je ne connais pas de liquide qui lui soit supérieur ; soit que les eaux alcalines dissolvent la couche de mucus qui couvre la muqueuse malade, soit qu'elles stimulent la sécrétion des glandes peptiques, le résultat est toujours excellent, et je crois que, dans la plupart des cas, on doit s'en tenir à ces eaux naturelles. »

3° Les solutions alcalines dissolvent et le mucus normal et le mucus dénaturé. Cette dissolution a une autre influence : elle débarrasse les surfaces, les nettoie, et la muqueuse, ainsi lavée et propre, se trouve disposée à remplir ses fonctions.

4° Dans les cas d'ulcérations de l'estomac, ulcère rond de Cruveilhier, ou ulcérations des gastrites chroniques, les alcalins à hautes doses, 15 à 20 gr. et plus de bicarbonate de soude par jour, joints aux lavages avec l'eau de la source Précieuse, en neutralisant l'acidité du suc gastrique pour empêcher sa sécrétion et favoriser la digestion intestinale (méthode de Debove) m'ont toujours rendu de grands services et ont guéri jusqu'aujourd'hui presque les 2/3 de mes malades ; car sur 12 cas d'ulcérations traitées par les alcalins à hautes doses, 7 ont guéri et 5 ont éprouvé une amélioration.

5° Enfin le lavage est utilement employé dans les gastrites chroniques des buveurs ; dans les dyspepsies putrides, dans les atonies stomacales et dans les dilatations de l'estomac, que ces dilatations dépendent d'un obstacle mécanique du pylore, cancers ou brides cicatricielles, ou d'inflammations chroniques des parois de ce viscère ; dans les faux cancers, comme on les a désignés, dans les catarrhes de la muqueuse stomacale, dans les vomissements, dans les ulcères et cancers où il produit souvent une guérison pour les premiers et une amélioration marquée pour les seconds ; et en dernier lieu dans ces états pathologiques dont le mécanisme nous échappe encore et qui se produisent si souvent chez les névropathes.

PARIS. — IMP. V. GOUPY ET JOURDAN, 71, RUE DE RENNES.

DU MÊME AUTEUR :

PETIT GUIDE MÉDICAL

AUX

EAUX DE VALS

PARIS. — IMP. V. GOUPY ET JOURDAN, RUE DE RENNES, 71

www.ingramcontent.com/pod-product-compliance
Ingram Content Group UK Ltd.
Pitfield, Milton Keynes, MK11 3LW, UK
UKHW022217070726
13613UKWH00004B/1718